Collection « Mots pour maux »

Une création

Jean-Pierre Garaic

France

Autres titres

- Les carnets du poète « Donne-moi la main »

- Les carnets du poète illustrés

- Les carnets du poète « Bienvenue chez moi »

- Les carnets du poète « Que perçois-tu ? »

- Les carnets du poète « Champagne »

- Les carnets du poète « Cœur et Raison

- Apprendre de l'amour

- La dépression c'est quoi papa ?

Venez découvrir et écouter Jean-Pierre « GARAIC in Live »

Sur le site de L'Ecrivain du sud

Lecrivaindusud.com

La dépression, c'est quoi Papa ?

Jean-Pierre GARAIC

Collection Mots pour maux

Jean-Pierre Garaic

Couverture, illustration : Léo Garcia

Textes, maquette, mise en page :

Garaic Editions Maître Façonnier

83100 Toulon, France.

Imprimerie Lulu Press, Inc.

3101, Hillsborough Street, Raleigh, NC 27607

United States

Dépôt Légal BNF Septembre 2017

DLE-20170927-57436

IEAN : 9791090647459

ISBN 979-10-90647-45-9

La dépression, c'est quoi Papa ?

Jean-Pierre GARAIC

Jean-Pierre Garaic

Auteur

Ceci est un exemple parmi d'autres de ce que peut vivre, souffrir et endurer une personne gravement malade, car la dépression est une triste et grave pathologie.

Néanmoins un grand espoir de rémission subsiste.

Aujourd'hui de nombreux centres de soins spécialisés traitent la dépression et ses diverses variantes, employant des professeurs et médecins, des thérapeutes multidisciplinaires de haut niveau, des techniques médicales hospitalières et cliniques à la pointe des équipements utilisés, ainsi que des moyens et environnements adaptés aux patients. Et malgré que le chemin soit long et fastidieux, si l'on est bien accompagné par tous les soignants, les proches et les intimes, un retour à une vie normale est fort possible.

Avant-propos

Cet ouvrage est un récit, un essai après plusieurs années de vie sous le joug de la dépression, parcours difficile, solitaire le plus souvent, douloureux et pesant. Il en est resté ce témoignage mis en page, un outil pour moi et mon mieux être, un ouvrage insolite pour vous et peut-être plus.

Il permet également de dire et de décrire à ceux que l'on aime ce que l'on vit vraiment en soi, et d'y répondre de diverses manières.

La dépression, c'est quoi papa ?

Sommaire

La dépression, c'est quoi papa ?

- Des artistes et leurs œuvres

- Férié ? Pour qui ?

- Les chiffres

- Où es-tu particule complémentaire ?

- Mathmosphère

- Un rêve que je partage

- Tes yeux magnifiques

- Cloué

- Quand

- A cappella

- Je respire

- Avant de

1ère partie

La dépression, c'est quoi Papa ?

Je vais manquer de temps et d'encre pour exprimer ce qu'est pour moi la dépression, mais je vais quand même essayer avec ce qu'en moi je vis, je ressens, je souffre, j'aime, j'observe, je comprends.

La dépression, c'est avant tout un mal être, un déséquilibre environnant et intérieur, c'est ne plus avoir de force pour accomplir les tâches de tout un chacun comme travailler, se lever, se nourrir, s'occuper et penser à soi.

La dépression, c'est un état que l'on ne comprend pas techniquement consciemment mais que l'on subit en permanence ou presque, qui nous rend triste, qui nous épuise, qui nous malmène d'émotions exacerbées et aussi d'ataraxie.

La dépression, c'est d'avoir le dos au mur et devant plus d'horizon, on vit au jour le jour et les nuits sont trahisons.

La dépression, c'est de voir en face de soi un peloton dédié, et d'éprouver une extrême sensibilité aux tirs de mortiers, même quand ils tirent à blanc, l'impact nous met à sang.

La dépression, c'est souffrir de ne pouvoir le dire et c'est souffrir de l'avouer.

La dépression, c'est un jardin secret envahi de lierre, de fougères et de ronces qu'il faut entièrement défricher pour voir notre diamant rose aux éclats d'éternité.

La dépression, c'est ne plus avoir le plaisir de
partir en vacances, on ne décide même plus de
cela, la dépression en vacances, elle ne s'arrête pas.

La dépression, c'est moins ou peu de désirs, tout
devient compulsif, dissocié, et les lieux ambigus où
l'on nous égare en nocturne, nous dégoutent de
leurs libertaires censures.

La dépression, c'est ne plus profiter de jours fériés,

on oubli le calendrier et on ne fait pas exprès.

Hum, quelle chance vous direz-vous (ou pas).

La dépression, c'est ne plus connaître de lundi,

plus de mardi, plus de samedi, plus de dimanche.

La dépression, ce sont des semaines et des mois de

déliquescence.

La dépression, c'est notre identité qui se désagrège, c'est en notre for intérieur un pesant manteau de neige.

La dépression, c'est traverser nos limbes et revisiter nos fondamentaux.

La dépression, c'est comme une seconde peau qui malgré nous s'arpège.

La dépression, ce sont de sombres mélodies aux cauchemars brutaux.

La dépression, ce sont des nuits blanches couché sur les carreaux.

La dépression, c'est de la mort que l'on voit en nous se diluer.

La dépression, c'est de la peur de chaque instant que l'on voudrait trop souvent exciser.

La dépression, ce sont tous ces questionnements par vagues, aux thèmes désordonnés.

La dépression, ce sont de belles idées à réaliser et aucune énergie pour le faire.

La dépression, c'est de l'espace et du temps que l'on ne sait plus traverser, on a peur de sortir, on a peur de rentrer, on a peur d'y aller, l'extérieur nous fait frémir, un excès de terreur sans sursis.

La dépression, c'est vouloir être heureux et ne sentir que l'humide salinité lacrymale.

La dépression, c'est accumuler des bouts de vie sortis d'un coffre et les ranger dans une male.

La dépression, c'est se battre chaque jour contre des folies sociétales.

La dépression, ce sont des médicaments tout le temps, le foie, l'estomac, les intestins, les dents et les reins peu à peu foutent le camp.

La dépression, un état de renoncement, tout nous devient égal, mourir ou pas quelle importance tant que l'on n'a plus mal.

La dépression, c'est envie de vomir ce que l'on aimait auparavant, le sel de la vie n'a plus le même goût, ni le même appétit.

La dépression, c'est tous les jours au réveil le regret ou le remord de la veille, on envoie des bouteilles à la mer avec des messages à l'intérieur, on vit en mode survie.

La dépression, c'est une libido hors du lit, hors du lot, hors du temps, sans voix, sans sono, tristes effets secondaires, et tertiaires aussi.

La dépression, ce sont des pulsions qui explosent la raison, et le cœur se noircit.

La dépression, c'est un chemin de croix, neurones du présent côtoient des émotions à soigner.

La dépression, c'est de l'omniprésent désabusé, du présent qui nous est volé.

La dépression, ce sont des blocages, de la solitude et de l'isolement.

La dépression, c'est un mur invisible qui nous cloître chez nous amèrement, la panique nous lacère le système nerveux, dans l'arène, sueurs, frissons, tremblements, palpitations s'orchestrent en un instant.

La dépression, ce sont d'atypiques paradoxes du comportement, croyez-le bien monsieur l'Agent.

La dépression, c'est arpenter les ruelles malgré soi sous la pluie battante, ivre de douleurs, une agonie qui cherche l'achèvement.

La dépression, c'est une entité, des aliens contre qui l'on se bat, on change de galaxie, on change de dimension, l'extrasensoriel est là.

La dépression, c'est une planète grise où notre cœur combat, de la matière grise autopsiée par je, par moi, et je ne sais quoi.

La dépression, c'est du temps plein qui passe et qui se souffre à chaque pas, toujours dans l'effort et le dépassement de soi, millimètre après millimètre, oui c'est comme ça.

La dépression, c'est très sévère, et souvent cela ne se voit pas, on ne se reconnait pas, et nous sommes arbitrairement reconnus.

La *dépression*, elle se retourne contre nous en employant ceux qui nous côtoient, notre comportement les gêne mais ils ne nous le disent pas, ils nous jettent des pierres, ils nous insultent de « poua », et de notes corrompues.

La *dépression*, c'est un changement d'atmosphère, alternatif de chaud et froid, des frissons dans le dos, des picotements dans les bras, des accidents ischémiques transitoires à répétition.

La dépression, ce sont des accidents vasculaires cérébraux vécus en solo, et dans ces cas-là que puis-je faire ?

La dépression, ce sont des paralysies faciales qu'on nous jette aux abords de chez nous, ce sont des paralysies du sommeil où nous vivons la mort et un terrifiant incertain retour.

La dépression, c'est une barrière qui sépare l'esprit du sentiment de joie, on voudrait sourire, on voudrait rire, hélas on n'y arrive pas, et on a pas le choix.

La dépression, c'est un abysse qui nous aspire, qui nous écartèle et où plus rien ne va, un typhon nous emporte et nous projette au-delà, des maux qui se répètent, on lâche tout, on accepte.

Cela est d'un tel prix qu'il n'y en a pas.

La dépression, c'est un trou noir qui aspire toute lumière, un trou de verre qui ne mène nulle part, et dans ces galaxies cérébrales nous devons retrouver les points de départ.

La dépression, c'est voyager au milieu des étoiles, c'est écouter en boucle pendant des jours le même album de musique, c'est regarder dix fois le même film en tryptique.

La dépression, c'est avoir la gorge serrée en permanence, c'est observer quotidiennement un corps et un esprit épuisés, c'est se demander ce que l'on va devenir, c'est s'effondrer et puis se résigner.

La dépression, ce sont des mois d'hospitalisation, de travail et d'efforts, les résultats peuvent en atteindre la hauteur.

La dépression, ce sont des moments où les

soignants sont notre ultime trait d'union,

nos proches confidents bienveillants.

La dépression, c'est parfois une fin de vie désirée,

ne plus avoir mal passe en premier,

des pensées difficiles qui nous viennent malgré

nous tant notre être se trouve en désespoir.

La dépression, c'est de tous les jours prier en soi afin de retrouver ce que nous étions, on ne veut pas crever dans cet état au bout d'un couloir.

La dépression, c'est ne plus savoir qui l'on est, on ne peut plus faire ce que l'on faisait, c'est réapprendre à recommencer.

La dépression, c'est être mort vivant malgré nous, et nous ne connaissons pas la lâcheté.

La dépression, c'est de recevoir des coups de poing psychologiques, des K.O debout, et on ne peut même pas prendre la fuite, ni appeler au secours quand la douleur est à dix sur dix et aux supérieurs alentours.

La dépression, ce sont des pressions et des tensions, des vides et des pleins, des pleins et des déliés, j'en ai plein mes cahiers.

La dépression, c'est d'avoir tous les jours le même dessin à colorier, les mêmes crayons, les mêmes feutres et des cachets.

La dépression, si vous voulez savoir ce que je prends, ce que j'ai, demandez à mon ordonnancier.

Moi, je n'ai frappé qu'à une porte et demandé gentiment : « Docteur, pouvez-vous m'aider ? ».

« La dépression, chez vous elle sévère monsieur,

atypique et chronique . Oui, c'est une saleté

comme pas deux, il va falloir apprendre à vous

distraire ».

La dépression, c'est plus de salaire, plus de patron,

plus d'employés, et quand tu as des affaires à

gérer tu dois tout liquider, tu dois tout fermer. J'ai

assisté à un vrai charnier.

La dépression, c'est la ruine au complet, on perd tout quand on perd la santé, tout nous échappe, tout est happé.

La dépression, c'est une maladie grave, tout le métabolisme en est modifié.

La dépression, c'est en moyenne de 20 à 50 cachets par semaine, un suivi psychologique durant des années et des milliers de maux à réviser.

La dépression, pour les volontaires d'une acharnée guérison, c'est une démarche courageuse, intime, dénudée et vraie.

C'est un exceptionnel retour à soi et au monde.

La dépression, c'est apprendre la médecine pour soi, qu'on le veuille ou pas, un stress de plus qui nous titille parfois.

La dépression, comment l'expliquer à nos enfants sans les apeurer, sans les blesser ?

Je ne sais pas.

La dépression, c'est une saloperie qui culpabilise,

qui ridiculise, et qui nous dénie,

et parmi ceux qui nous entourent ou qui vous sont

familiers, certains parfois nous semblent agir

aussi ainsi.

La dépression, ce sont de subites crises de

paranoïa, malgré nous tous les regards nous

observent, on se sent envahi par les caméras, les

cartes de fidélités, les publicités, les mots en gras,

les panneaux routiers, les quatre par trois.

La dépression c'est l'amalgame de plusieurs facteurs en collisions, des intersections encombrées de nœuds coulants.

La dépression, c'est une entropie de pluies d'atomes en coalitions, ça nous explose les noyaux, on approche le néant.

La dépression, tout se déstructure, tout se décompose, on voit s'éteindre tout ce que l'on est, tout ce que l'on a, tout ce que l'on aime.

La dépression, c'est perdre aussi toutes nos illusions, nos acquis, nos convictions, on se demande ce qu'il restera de nous après le film grand écran.

La dépression, c'est une dure vie qui relève des plus difficiles missions, on ne la choisit pas, elle nous frappe d'intrusion.

La dépression, même avec Dieu, Buddha, le soleil, la lune, le Chi, c'est un surréel qui brise le subtil.

La dépression, c'est une adversaire sur un ring,

cela se joue en plusieurs rounds, chacun sa

catégorie, chacun son style.

La dépression, ce sont des cierges d'espoir déposés

sur l'autel de l'église, ce sont des vœux d'amour,

de guérison, sans emprises.

La dépression, un seul mot pour une complexe

inéquation, mon cher Albert Einstein votre

équation, a dans mon esprit, déposée du bon.

La dépression, un état qui bouleverse émotions, sentiments et raison, on est divisé en deux, en trois, en quatre, par impulsions.

La dépression, c'est un corps qui somatise ses limbiques frictions, il en sort des aplats, il en sort des boutons ; aujourd'hui c'est tout le dos qui souffre de son poids.

La dépression, ce sont des kilos que l'on perd en quelques jours et pour des mois, et c'est aussi le contraire, le surpoids survient et s'installe à contre-courant, à jeun ou pas.

La dépression, c'est un repos obligé, du temps, de la patience, de l'investissement à la hauteur de ce que l'on peut et plus encore, de la confiance, de la présence, du partage et du soutien.

La dépression, un parcours, une parenthèse, un début, une fin, un renouveau, des lendemains.

La dépression, c'est d'avoir comme proche ami son lit plus qu'on le voudrait et personne pour nous détendre.

La dépression, c'est d'être un lest qu'on ne sait plus porter, on finit par tomber.

La dépression, c'est naviguer à vue, le futur est incertain et le présent est au taquet.

La dépression, c'est de vivre une vie par morceaux, et avoir du mal à tout concilier.

La dépression, c'est un labyrinthe dont on est le jouet, une entrée, une sortie, et un minotaure qui nous court après.

La dépression, c'est un affaiblissement comme d'un coup plusieurs années, on ne ressent plus le temps en continuum mais par paliers.

La dépression, ce sont des cheveux blancs, un sourire effacé, des années de tourments, de tsunamis glacés.

Tout ce temps cruellement vécu où est-il passé ?

La dépression, c'est un chemin aux souvenirs floutés, tant de moments passés où nous étions enfermés.

La dépression, c'est dur à vivre face aux miroirs d'où l'on se voit. Des blessures que l'on nous fait on en digère le substrat au lieu de les jeter à terre.

La dépression, pour notre famille, c'est invisible,

inodore, indolore, un coup de fatigue et puis voilà.

Alors qu'en nous, d'Aroun Tazieff nous suivons les

pas, la lave et le sulfure nous brûlent et on n'a pas

deux choix.

La dépression, ça dissout nos restes, on se

consume, dites-moi pourquoi ?

La dépression, c'est une marre de gestes maladroits, qui ne nous appartiennent pas, des fantômes ont investi les bois.

La dépression, on se déteste, on s'ignore, on se fume, on se boit, on se noie, on s'endort ou pas.

La dépression, on se désole, on s'excuse, ce sont des pardons à tout va.

La dépression, c'est la plus violente des solitudes,

même soi-même on ne se comprend pas.

La dépression, c'est loin d'être une habitude, c'est

un cancer avec lequel on ne vit pas.

La dépression, c'est savoir qu'avec " On s'aime" on

s'en sortira.

La dépression, c'est vouloir dire je t'aime à travers

les barreaux d'une prison.

La dépression, je la dissèque mais cela ne suffit pas, le combat est plus violent, elle ne me lâche pas.

La dépression, mon dieu ?

Je sais que dans les moments extrêmes,

vous avez été là.

La dépression, chère Marie, vous m'avez aidé à la déposer, et j'en suis là.

La dépression, on est à l'arrêt et ça nous fait mal

car à l'intérieur c'est l'ébullition.

La dépression, c'est une guerrière qui attaque la

raison, une racine d'une constante

incompréhension, seul reste pour apaiser

l'acceptation.

La dépression, ce sont des spirales et des rebonds,

c'est l'halloween des émotions,

sans fictions, toutes les horreurs et blessures sont

vraies d'abnégations.

La dépression, d'où que nous venions nous sommes tous à genoux, épuisés et avides de salutaires solutions.

La dépression, c'est ne plus mener sa vie avec dans la tête des étoiles et des papillons, mais des clochettes et des bourdons.

La dépression, ça nous empêche de rire et cela nous déchire, ça nous fait pleurer comme un puit sans fond, les hormones changent de fonctions.

La dépression, ce sont des maux

d'autodestruction, une vulnérabilité qui nous

dessers.

La dépression, on ne supporte plus rien,

ça nous démange sous l'épiderme, on se gratte à

plein doigts et voir le sang apparaitre ne nous

arrête pas.

La dépression, elle nous démantibule,

elle nous met au vestibule,

elle nous tisse une petite bulle,

nous sommes son repas.

La dépression, on devient funambule,

on parle avec la lune,

on lui pose des questions,

elle nous répond parfois.

La dépression, on n'est jamais à la une ni dans la bonne position, on n'a pas la bonne chemise ou le bon pantalon.

La dépression, c'est un état de latence tout en étant à fond, on attend le moment où le vert sera sur tous les boutons.

La dépression, ça nous pète nos heures,

le temps devient une équation, plusieurs

inconnues nous cassent nos bosons.

La dépression, ça nous pète le corps,

ossature, muscle, organes, tous dégustent cette

indigeste potion.

La dépression, c'est avoir un regard étrange,

presque des hallucinations, tout ne parait que

doublon.

La dépression, c'est naviguer sur un océan sans

points cardinaux et un soleil peu présent,

un radeau de fortune, une boite de harengs.

La dépression, c'est être déconnecté de soi et du monde, sentir cela c'est ressentir que l'on succombe, une dépersonnalisation qui nous plombe.

La dépression, ce sont des tiques, des tocs, des crises d'angoisse, des crises dépensières pour compenser, et beaucoup trop de stock.

La dépression, ce sont des coups de mou, des coups de speed, des envies qui deviennent dégout, des allers qui ne pensent qu'aux retours, des années qui s'épanchent sans discours.

La dépression, de notre vie, elle s'en moque.

La dépression, c'est ne plus se reconnaitre, on ne sait plus dire, on ne sait plus faire, le doute nous pénètre.

La dépression, c'est de vouloir partir pour ne plus souffrir, c'est de toujours être en quête de solutions, c'est un tunnel bien trop long.

La dépression, c'est dans notre vie une terrible agression, une prise d'otage, une incarcération, une petite mort de toutes les façons.

La dépression, oui c'est pourri, ça nous aspire notre énergie comme une lamproie suce le sang.

La dépression, faites-y attention, elle vient très souvent de l'extérieur, et elle se tisse lentement.

La dépression, c'est de revoir, de revivre chaque choc et trauma de notre vie, les comprendre pour dépasser les fragments ancrés dans la mémoire, croire en soi quoiqu'il en soit.

La dépression, c'est avoir et faire peur et non plus être joie, on traine avec soi cette expression de solitude et d'effroi, même si on la cache elle demeure là.

La *dépression*, c'est après réflexion, une antithèse de l'existence, un paradigme atypique,

où l'humour reste difficile et délicat.

La *dépression*, c'est le sofa, la musique, les documentaires, les cachets et sous la couette sans les repas.

La *dépression*, c'est une omelette faite de plein d'œufs, ne l'oublions pas.

La dépression, c'est un sentiment d'injustice qui nous ravage, insupportables actes et jugements hâtifs qui nous accablent.

La dépression, c'est une vie constipée, tout s'accumule et pas d'issue pour se soulager.

La dépression, à chacun ses solutions, l'important c'est de tenir bon quand l'envie de mourir se présente au balcon.

La dépression, c'est de devoir encaisser des coups reçus seul contre tous, on ne peut se défendre, notre vulnérabilité nous cloue.

La dépression, c'est de devoir écouter, supporter ceux que vous n'avez pas à entendre, où leurs mythes empiètent sur notre réalité.

La dépression, c'est tirer un trait sur tout ce que nous connaissions, en forme et en fond, tout est à reconstruire en partant des fondations.

La dépression, c'est assurément vouloir éviter les connes et les cons, petits et grands sans distinctions.

La dépression pense parfois qu'une nouvelle vie serait une aide à la rémission.

La dépression discute avec la raison tout le temps sans relâche ; le partage, le bonheur, la solidarité, le courage, la colère, la joie, elle les hache.

La dépression, c'est toujours du vrai, de l'original,

de la douleur et des pleurs, il n'existe pas de

contrefaçons.

La dépression, ça fait fuir, ça fait peur, c'est une

vie marginale très loin de ce que nous rêvions, c'est

un basculement de notre flamboiement.

La dépression, une médaille, une distinction de

l'horreur, qui nous broie les entrailles et nous

casse l'humeur.

La dépression, c'est retourner en classe,

une classe blanche de chaleur, en clinique,

aux hautes heures.

La dépression, c'est un état de santé défaillant,

une vulnérabilité de chaque instant, les hyènes

rieuses attaquent en masse, attaquent en meutes,

on se voit se faire déchiqueter, quelle sanglante

odeur dans l'atmosphère.

La dépression, c'est une faux que l'on accroche sciemment devant votre porte, une provocation assassine qui aujourd'hui s'assigne.

La dépression, ce sont des harcèlements qui nous laminent à petits feux, des marteaux piqueurs qui frappent nos tympans des mois durant, des massacres à la tronçonneuse à deux pas de chez nous.

La dépression, on nous regarde étrangement, on nous traite comme des bêtes, on nous casse les oreilles d'insoutenables bruits, on nous lapide d'ignorance insipide, on nous chasse, on nous poursuit, les huissiers ont tout pris, d'injustes reliquats continuent de piller ma vie.

La dépression, ce sont comme des fractures, des brisures dans nos capacités de communication, nos capacités d'expression, parfois on parle vite, on rabâche, on se répète, l'esprit en ébullition on ne sait plus assembler nos pensées, on perd le fil, on perd le son.

La dépression, c'est vivre en étant traumatisé,

hélas cela n'empêche en rien de ce faire frapper

physiquement et psychologiquement.

La dépression, c'est avoir honte de devoir montrer

notre carte d'invalidité de plus de 80% à l'accueil

d'une officine publique ou d'une caisse de

supermarché, pourquoi ?

Parce que l'on veut rester discret et non pas attirer

une multitude de regards sur nous, cela

nous gêne, nous met mal à l'aise, et la patience

dans ces moment-là nous fait défaut.

La dépression, c'est se faire griller le passage à la même caisse par une autre invalide surexcitée du privilège de priorité, pourquoi vous direz-vous (ou pas) ?

Parce que j'avais oublié ma carte dans mon auto et elle, elle la portait autour du cou.

La dépression, c'est ne plus disposer de son corps, on fait comme l'on peut avec ce que l'on voit et ce que l'on ressent de nous. On est toujours sur le qui-vive d'un meilleur présent.

La dépression, ce sont des années à vivre comme un nomade, on ne fait que changer de maison, on espère toujours qu'avec peu de moyens on trouvera où se poser pour de bon.

La dépression, c'est une tour de mirador qui nous guette, des fusils postés à tous les créneaux, des couteaux, des arbalètes, une armée de squelettes, une voyante, un guéridon.

La dépression, ce n'est pas que de la procrastination pathologique, c'est aussi notre horloge biologique qui nous fais parfois défaut, qui nous joue des tours.

La dépression, ce sont beaucoup de jeux de mots, de calembours que l'on se fait à soi-même et aussi entre nous, mais le comique est difficilement à l'ordre du jour.

La dépression, c'est un nouveau calendrier, un nouvel alphabet, de nouvelles équations, il y a des fois où cela se range et d'autres fois où tout se mélange, des anagrammes anxiogènes naissent de cela, un scrabble tridimensionnel.

La dépression, c'est du quantique qu'il faut apprendre, ce sont des lois universelles qui résonnent en nous en équilibre vibratoire, un monde nouveau qu'il nous faut comprendre.

La dépression, quelle désolation de n'être qu'une vie en souffrance, on possède tant de belles choses mais...

La dépression, ce sont des consultations hospitalières régulières, de quotidiennes observations sur notre état général, des traitements médicaux qui évoluent, qui s'ajustent et s'affinent au cours du temps, des années où l'on s'étudie en tous points, pour connaître nos points de rupture et nos points tolérants.

La dépression, c'est de dormir seul, les yeux rivés
au plafond, et entre les poutres d'antiques
maisons y voir se répandre un toit de

moisissures, un tapis de champignons, des
allergies à toutes saisons, une date de péremption.

La dépression, on la nomme burnout, bipolaire,
borderline, mélancolie, tout ça pour nous dire que
l'on a disjoncté, que l'on a pété les boulons.

La dépression, c'est prendre un bain dans la piscine du village populaire et nager tout au fond, car dehors, devant les cabines des vestiaires, le playboy des ménagères nous nargue de son bronzage, lui aussi en toutes saisons, et d'une crème contre les boutons, cachée dans son maillot.

La dépression, ce sont des ruelles pentues pavées savamment de pierres à surface lissée et glissante, pour ceux qui aiment la glisse c'est une aubaine, pour les autres qui sont en majorité, ce sont des chutes et le soulagement de voir enfin arriver les sapeurs-pompiers.

La dépression, c'est marcher la tête sous la capuche, les mains dans les poches, on se cache car on se cherche, et ceux qui nous découvrent ne trouvent jamais le bon.

La dépression, c'est être souvent pris pour un pigeon, de la volaille, on nous jette des graines de cyanure, de la cochonnaille dans notre saine nourriture.

La dépression, elle nous regarde, elle nous convulse, elle nous vouvoie puis elle nous tutoie, de nous elle s'en fout, elle se fout du soi, elle se fout de tout, elle a cent bras, elle a mille doigts, elle a cent mille degrés, elle a un million de kilomètres, elle a un milliard de neurones (environs).

La dépression, c'est expérimenter à plusieurs toute une batterie de traitements, à chaque fois vous êtes différent, aussi, au fil des années si vous êtes malchanceux vous risquez de vous confondre avec (et pas que vous) un, comment dirais-je, un orang-outang.

La dépression, c'est parler à soi-même d'une autre manière, c'est approcher Lucy en méditation, c'est parcourir notre monde de toutes autres façons.

La dépression, c'est de monter sur la colline la plus élevée que l'on aperçoit et s'y assoir seul, contempler le panorama et se dire que rien ne changerait cela si l'on n'y était plus.

La dépression, c'est un bouton pression au milieu d'une fermeture éclair, un ourlet qui nous raccourci de trop nos vêtements, un costume si mal taillé qu'il en est digne de renom.

La dépression, très cher Mig, c'est un manque général de satisfaction, et quand je tire la langue ce n'est qu'à la demande du médecin en blanc.

La dépression, à elle seule elle est un film à frissons, certains trouvent cela marrant, ils s'en amusent lamentablement, des actes qui me ramène à l'histoire ; il y a à peine soixante-dix ans, on les gazait les défaillants.

La dépression, c'est voir le monde tel qu'il est vraiment, caché sous une réalité de méconnaissance, et ne pas vouloir être le sujet d'une souveraineté de pénitence.

La dépression, inutile et gênant, c'est ce que de nous l'on ressent, et rares sont les mots doux, les gestes bienveillants qui parviennent à nous ôter ce sentiment.

La dépression, c'est de la vie perdue, nous en sommes victimes et témoins, et pour guérir d'un niveau suffisant il nous faut agir et acter, se serrer les coudes, serrer les dents, de tous les nœuds nous en cherchons le bon dénouement.

La dépression, c'est un jour faire de vraies rencontres sur un chemin commun, c'est partager enfin nos douleurs orphelines, c'est essuyer des larmes après avoir essuyé des tirs, c'est réapprendre les fondamentaux humains que l'on porte, c'est s'aider soi-même et aider son prochain.

La dépression, pense-tu mon chérubin que je doive t'en transmettre autant ?

La dépression, ce n'est pas de cela que je rêvais devenir champion...

*****

Bonjour, bonjour.

Comment ? De la dépression ?

Oui, j'en ai en stock, en voulez-vous un petit peu en lecture ?

Euh, pourquoi pas, j'ai ma carte blanche spéciale aventures...

La dépression, finalement je n'ai aucune définition

suffisante pour exprimer autant de distorsions.

J'ai également essayé de parler de la

dépression d'une autre façon, des textes comme

des éruptions parfois, de la poésie contemporaine.

2ème partie

Poésie versus dépression

- Poésie salvatrice

- Miss Terre

- Dans des rouleaux blancs

- A boire s'il vous plait

- NUITS BLANCHES

- Araignée matinale

- Nerfs à vif

- BORDERLINE

- Métabolisme modifié

- M'envoyer en l'air

- Flux tendus

- Les tours d'hier

- Des artistes et leurs œuvres

- Férié ? Pour qui ?

- Les chiffres

- Où es-tu particule complémentaire ?

- Mathmosphère

- Un rêve que je partage

- Tes yeux magnifiques

- Cloué

- Quand

- A cappella

- Je respire

Poésie salvatrice

Extirper de mon corps ses gliales douleurs

Jour après jour les mêmes refrains m'effleurent

Le temps s'allonge et devient sourd d'immenses

peurs

Solitudes sans courbes transpercent mon cœur.

Bien serrer les dents et se serrer les coudes

Comprime l'instant, l'étant peine à absoudre

Les particules de l'aimant sont plus lourdes

Je me plie sous le poids jusqu'à me dissoudre.

Et pourtant je ne cherche que le bonheur

Être en harmonie et avoir de la chaleur

Quelle est donc cette vie, quelle est donc sa

saveur ?

C'est pour moi et pour vous que je l'écris

Laisser une trace humaine que je chéris

Car elle est moi, elle est mienne,

Cette intime portion de vie.

Miss Terre

Les mystères de la vie

Sont au cœur de mes pensées

Dans le monastère de ma vie

Dans mon temple des temps passés.

Trajectoire d'une quête

Engendrant mille conquêtes

Des plus vertueuses aux plus athlètes,

En restera t-il un spectre ?

Si oui,

C'est que nous marquons le temps.

Sinon,

C'est le temps qui nous marque.

Dans des rouleaux blancs

Ne plus avoir de rêves

C'est déjà mourir

Quand la vie nous dit « crève »

C'est qu'il faut partir.

On n'attend pas la relève

Elle seule s'étire

Le décompte du temps

Est sur les deux rives.

Alors cela j'écris

Pour ne pas le perdre

Cracher tous ces mots gris

Ainsi que leurs verbes

Expirer quelques cris

Comme des proverbes

A genoux, sans fusils,

Au pied d'un grand hêtre.

Je sens l'humide souffle

Comme mort vivant

Je m'affole et je souffre

Sur ce continent.

Cette terre qu'est mon corps

Depuis si longtemps

Se consume au dehors

Et se cuit au-dedans.

D'un pôle à l'autre

Je bascule par moment

Mes épaules se frôlent

Dans le pli du temps.

Histoire sans paroles

Souvenirs mutants

Toujours un nouveau rôle

Dans des rouleaux blancs.

Parthénogenèse

À boire s'il vous plait

Mon esprit a besoin de passions

Mon cœur a besoin d'amour

Mon corps a besoin de tendresse

Mon âme en appelle déjà au repos.

Les poches vides

Et plus de boulot

Je deviens un squale avide

Un requin, marteau.

Dans un océan de déprime

Je cherche,

Un verre d'eau.

NUITS BLANCHES

Encore une nuit blanche allongé sur mon
sofa rouge, des visions, des images, en avalanche,
qui me lient pour ne pas que je bouge...

Ecouter des symphonies classiques et m'évader de
toi à travers la musique.

Dans mon sang, d'étranges insectes me rongent la
peau, me rongent les veines, et mes doigts, sans
répit, sans repos, grattent mon épiderme jusqu'au
sang nouveau tentant de mettre un terme à ces
démangeaisons, déchirant mes mots.

Dans ma tête je sens la mort, qui me susurre à

l'oreille : **« Allez, viens avec moi, mi Amor ! »**

Alors je l'écoute, et je sympathise avec elle,

avec cette dame rouge vermeil que la vue du sang

attise quand elle déchire ma chemise et vient me

mordre le lobe de l'oreille.

Je la rassure, je lui dis des mots doux, car je veux

qu'elle sache que tôt ou tard c'est vers elle,

inévitablement, que se dirigera mon courroux.

Elle ne me fait plus peur mais cela elle le sait,

car plusieurs fois déjà ma maîtresse elle a été.

Nous avons fait si souvent l'amour qu'aujourd'hui,

sans moi, elle est en détresse, c'est comme ça, elle

me veut pour toujours,

alors je lui écris quelques mots pour qu'un peu

plus de temps supplémentaire, elle me laisse.

Et c'est ainsi chaque semaine et durant plusieurs

jours, nous échangeons nos adresses, elle veut de

moi un billet sans retour.

Aussi, tendrement je la caresse, je lui dis des mots

d'amour et j'attends, que le soleil réapparaisse

avec de nouveaux courants de vie et que le ciel et

la terre enfin réunis enlèvent de mon corps et

de mon esprit tout ce qui me lacère et tous ceux qui me blessent.

Curieux état d'esprit que celui que je vis me menant sur les chemins de l'oubli, de la peine, de la mort, des non-dits.

Alors encore et encore je l'écris, me répétant sans cesse et sans paresse pour que cela soit bien compris, et vous laisser les traces d'un chemin à méditer, à tous cœurs,

à tous cris,

à tous pleurs,

à tout prix.

Araignée matinale

Je suis enfermé dans des pensées nocives

Une araignée m'a piqué par la coursive

Je n'arrive pas à m'en défaire, ça pique !

Ça me met en colère, réflexe gastrique.

L'amour propre fait splaff

Puis après il fait spliff

Captif de sa teuffe

Il se transforme en aphte

Puis en douleurs sous les tifs

Il cherche le bluff

Pour sortir de ce jeu de ouf

Avec grande hâte.

28092013

Nerfs à vif

J'ai les nerfs à vifs

Je sens que tout se casse

J'ai perdu mes actifs

J'ai perdu ma place

Il me reste un soupir

Comblant l'espace

Quand je respire

Je priiiiiiiie,,,,,,

Pour que ça passe.

BORDERLINE

Je me métamorphose

Je m'arrache les cheveux

Je me fume

Je me cirrhose

Je ne crois plus en Dieu.

Tout un intérieur qui implose

J'ai du cristal plein les yeux

Et dans ce kaléidoscope

De jours pleins et de jours creux

Il me sort des ecchymoses

Qui ne font aucun envieux.

Force est de constater

Qu'un esprit ainsi enchainé

Puisse tour à tour vouloir

Un jour s'éliminer

Et, après avoir cela surmonté,

Désirer le lendemain

À ceux qui lui font mal

Crier.

Une violence qui m'est étrangère

Car elle n'est plus du cadre humain

Plutôt d'une ère animalière

Qui perdure encore ce matin.

Je n'arrive même plus à rire avec mon enfant

Mais que va-t-il lui rester, au dedans ?

Et là, dans la tête, ça bascule.

Miss borderline arrive en trombe.

Elle pousse tout

Elle me bouscule

Elle me raidit le coup.

Je succombe.

J'ai besoin d'une capsule

Pour me ramener dans le tendre.

C'est une folie qui nous absorbe

Quand le dehors prend soudainement le dessus

Alors la liberté s'étiole

De l'avoir déjà trop vécue.

Ensuite je me rhabille,

Je me lave, je me vois.

J'enfile un jean

Un rien m'habille

Je n'y peux rien

C'est comme ça.

Il faut que je trouve ce qui ne va pas,

Trouver l'équation et ses inconnues

Qui perturbent ma raison

Et me vident de tous flux.

Entre artifices et farandoles

Moi seul navigue à vue

Et même si parfois j'extrapole

C'est que vos mirages sont trop crus.

On y a modifié les paroles

Certaines même ont disparu

On n'a plus les paraboles

Et leurs vastes étendues.

On inverse les mots à la sortie des écoles

On écrit au couteau sur le capot des bagnoles

On tague les murs et ça nous rend moins beaux.

J'en ai marre de ces murmures qui me frappent

dans le dos.

Sans bouclier

Sans armure

Je repars de zéro.

Pas facile de conclure

C'est mon dernier métro.

Métabolisme modifié

Je suis un humain que l'on jette sur un ring

On me rue de coups, on me met K.O de spleen,

Je manque de force et je suis à genoux

Pourquoi ne pas m'abattre

Est-ce un jeu pour vous ?

Ma carcasse est broyée par des carnassiers

Pourquoi me démener ? Ma mort est annoncée.

Un étau qui se serre aux pinces d'acier

Des coups, encore des coups,

Je suis K.O complet.

Il me reste un peu d'encre, sang coagulé,

Que je jette comme une ancre pour me stopper,

Je veux éviter l'hémorragie, liquéfiée.

Paralysé je suis sur mon rouge sofa,

Je ne peux même plus articuler car là

Un uppercut m'a couché, je sens l'aliéné.

Métabolisme endommagé, modifié,

Perceptions exacerbées, tocs redoutables,

Je ne peux me concentrer, verbes instables.

Le temps passe.

Qu'est-ce qu'il y perd ?

L'Humanité.

M'envoyer en l'air

J'aimerais me laisser aller à la poésie,

Hélas je suis trop fatigué aujourd'hui.

Je vais aller retrouver mon solitaire lit,

Prendre mes somnifères et un tranquillisant aussi.

Je suis tendu et diffus dans l'atmosphère,

Rien de superflu que je n'ai déjà posé à terre,

Mais la gravité continue de me plisser les paupières

Je voudrais m'envoler

M'envoyer, en l'air.

Flux Tendus

Toutes mes pensées vont trop vite

L'instant présent ne se fixe plus

Je ne peux me concentrer

Et cela m'irrite

Je me sens absent

Parfois imprévu.

Je voudrais finir mes livres

Avant de finir de perdre la vue

Éditer enfin tous ces titres

Connaître leur valeur si elle est en écus

Ne plus avoir de douleurs quand je respire

En pensant que je n'ai pas tout vu.

Alors même de cela je m'en inspire

Je me mange aussi tout cru

Pathétique nourriture orpheline

Quand le vin se dissout dans le fût.

Il m'arrive de gober de l'aspirine

Quand mes dents du dessous

Prennent soudainement le dessus

Incessantes douleurs malignes

Qui reviennent en flux tendus.

Les tours d'hier

Dimanche pluvieux, dimanche déprimé...

Il faut que j'efface toutes ces traces, il faut que je trace toutes mes faces.

Une fois encore face à face, je cherche ma voie sans relâche.

Je me promène sur les parvis de mon enfance,

la tour des templiers est juste en face.

Je m'assieds ici, dans le coin, en terrasse.

Je commande un thé yogi, il faut que ça me délasse.

J'ai le corps tendu, la tête à nue, elle me

fracasse, le crane en vue, mais rien ne passe,

Je perds de vue la rue des grâces.

Assis sur cette place je scrute l'espace,

Un ciel d'étoiles est mis en place par les

municipaux travaillant à leurs tâches, à décorer

d'une voute étoilée ce sacré et historique espace,

pour que les enfants et tous ceux qui passent

profitent un peu plus, du temps qui trace.

De ces lumières artificielles tirées par des ficelles, de magiques marionnettes apportent joie, et envie de fêtes.

Noël approche et je suis triste, je me rapproche, même si je résiste, de la tour des temps passés, dans ce café, sur cette place, je bois un thé.

Je ne peux m'empêcher de penser aux templiers, aux cathédrales, aux chevaliers de cette ronde table, bravant le fer à coup de foi, bravant la foi à coups de vers, portant leur foi au-delà des mers.

Tristes combats, longues batailles, où les épées entaillent leurs bras, où les champs de blé saignent d'entrailles de ces valeureux guerriers

sillonnant les terres sacrées...

À chaque époque ses découvertes, à chaque siècles
ses défaites, à chaque naissance, une mort
programmée...

Ma renaissance, c'est de t'aimer.

Il pleut toujours, ici, dans l'espace où j'ai grandi,
entre les ronces et les orties, entre la peine et puis
l'oubli, avec de l'amour aussi.

Mais je suis resté incompris, une enfance sans
cesse assaillie.

Courir encore, courir toujours, autour de la terre

chercher le blé, pour qu'il me retienne, pour qu'il

me revienne.

Chercher mon temple, chercher ma grotte

sacrée, ma synagogue, l'église où j'ai prié.

Sur les pavés anciens, les gouttes de pluie,

doucement rebondissent, et une fois en l'air, de

mille feux me réjouissent.

Les étoiles du ciel en gouttes se

transforment, et arrivées au sol, elles en

remontent la lumière trouvée en bas.

Magie d'instants que l'on ne voit pas, quand le

présent se passe sans que l'on ne soit là.

Regarder le moment présent, le humer, le sentir,

transcender son histoire d'avant, oui, déjà

d'avant, et puis le regarder mourir...

Une légère brise me caresse la joue, l'odeur des

pierres mouillées, le bruit des pas sur les cailloux

me rapportent d'ailleurs mes souvenirs, mes

regrets, que j'aime à présent ; que je chéris, que je

graverai, sur papier, mains glacées, papiers roulés,

rouleaux de vie, de traditions, en moi ça vit, pas de

scission.

Rester unis dans l'émotion des jours passés,

des jours de pluie, des amours hélas brisés, tous

ces germes de guerre, en moi je les porte,

peu de victoires, peu de défaites, seul un destin

frappé au glaive comme le sceau d'une prison.

Enfermé dedans, prisonnier dehors, libérer

ma mort de ses clous d'argent, rendre au monde

ce qu'il m'a pris, lui montrer du doigt ce qu'il m'a

appris, être fier de cela pour qu'il le soit aussi.

Si je suis cela, c'est que peut-être toi aussi.

Tout est dehors, tout est dedans, le plus petit comme le plus grand, le plus faible et le plus fort, en moi réunis, de vie et de mort.

Paisible à l'intérieur, c'est ce que je crois, mais un manque est là, dit une petite voix.

« Non, je ne t'écoute pas !

Ne me rappelle pas que je suis vivant,

car la mort en moi...

Allez !

Va-t'en.

Des artistes et leurs œuvres

Des artistes et leurs œuvres

Ont rempli mes yeux

De beauté et de cœur

De la vie de partout

Sentiments d'avant-guerre

Et douceur malgré tout

Des traits de pinceaux

Comme âme guerrière

Pacifiques tableaux

Expressions et mystères

Post mortem est vainqueur

D'une souffrance première

Reconnaissance tardive

D'une sensibilité plénière.

De Van Gogh à Watteau

De Michel Ange à Picasso

De Du Bellay à Baudelaire

Des humains géniaux

Ont partagé leurs sincères

Et symboliques joyaux,

Ils ont dû en eux extraire

Le subtil de leur vie

Leur essence première

Et transcendance aussi

Pour un avenir humanitaire

Sans en être les héros

Et changer certains critères

Bien souvent injustes et faux.

Leur Amour est intérieur

Envahi de beaux cristaux

Des diamants sans être pierres

Des piliers fondamentaux

Des consciences qui éclairent

Le sensible renouveau.

Férié ? Pour qui ?

Minuit vingt cinq

Je n'arrive pas à dormir

J'ai des abeilles dans mon ciel

Des envies de vomir

Rien n'est pareil.

Minuit vingt sept

Ma cohérence cardiaque

J'en suis adepte

Mais je suis insomniaque.

Minuit trente tout court

J'écris entre mes tempes

Des mots qui pulsent, au secours.

Je les expulse.

Minuit trente et une

Les minutes passent

Laissant une écume

De vagues en masse.

Minuit trente quatre

Je compte les moutons

Quatre par quatre

A toutes saisons.

Minuit trente cinq

Ça s'accélère

Un clavecin

Me lance des pierres.

Minuit trente six

Je suis sur le quai

De mes abscisses.

Suis-je ordonné ?

Minuit trente huit

Pour moi pas de fuite

Le temps de ma vie

Je l'ai compris.

Toujours trente huit

Toujours trop vite

C'est ce que l'on croit

Mais loin de là.

Minuit quarante

Il faut que je me réinvente

Le grand big bang

Un choc de titans.

Minuit quarante et une

Chevauchée sauvage

Chevauchée sans rage

De la terre à la lune.

Minuit quarante deux

Je voudrais dormir un peu.

Où est donc Morphée ?

Viendra-elle me border ?

Minuit quarante quatre

Du direct à la carte

Un menu composé

Je suis l'orfèvre de mes pensées

(pas les fleurs andouille ☺).

Minuit quarante cinq

Je m'occupe comme je peux

Pas besoin de dessins

Le quantique me va mieux.

Minuit quarante sept

Rimer devient fiévreux

Au milieu d'une steppe

Aux êtres hasardeux.

Minuit quarante neuf

Le silence est complet

Ils ont voulu me faire la teuffe

Et mes castors vont les ronger.

Minuit cinquante

Nous changeons de dizaine

Et si vos oreilles chantent

Les miennes sont croque-mitaine.

Minuit cinquante deux

Tu vois mon cœur je t'aime

Quand je panse un je pense deux

Et je ne déclenche aucune sirène.

Minuit cinquante quatre

J'attends toujours ma belle

Elle n'est ni de sel ni d'albâtre

Simplement exceptionnelle.

Minuit cinquante six

Chronologie réelle

Synchronicité exquise

D'une vie sensorielle.

Minuit cinquante sept

A une heure j'aurai fini

De faire mon omelette

C'est mieux que d'être cuit cuit. ☺

Minuit cinquante neuf

Un bel œuf éternel

Moi qui suis plus qu'un bœuf

Un taureau de mirabelles.

Et puis voici une heure

Aucune cloche au loin

Pour sonner le tocsin

De l'heure de labeur.

Des minutes vivantes

Du présent matinal

Inspiration horodantes

J'invente du lingual. ☺

Bonne nuit à vous

Et à moi-même.

Le temps parfois est fou

il ne faut pas que cela vous pose problème.

© Ecrit en direct par je, moi, lui, ça dépend de

mon cerveau et de ce que j'en extrais.

LES CHIFFRES

N°1   Hum, ces petites claques

Me font des cloques

Je suis sous le choc.

N°2   Il me faut des clopes

Mes clics et mes clacs,

Un morceau de galak.

N°3   Te coucher sur mon papier

Pour continuer de t'aimer

Dans mes voyages et à mon gré.

N°4   La feuille aspire mes doigts

Ton encre m'apparaît, révélée.

N°5   Partout je t'écris, partout je te lis,

Partout où je vois, tu es à mes côtés.

Tu es dans mes côtes, aie !

Où es-tu, Particule complémentaire ?

Tous ces voyages que j'imagine, lointains,

Sont si souvent présents que parfois j'en reviens.

Je partirai peut-être un jour, je n'en sais rien,

Vers un lieu où l'esprit surfe clair et serein.

Visiter Katmandou et les secrets indiens,

D'autres cultures, d'autres traditions, un lien.

J'ai envie d'aventure, envie d'être bien,

Un zeste d'écriture, un cocktail de câlins

Encenser le rythme de toutes mes rimes

Parfumer tout mon corps d'essences ultimes

Traverser le temps en changeant d'espace

Renaître connaissant et vivre avec grâce.

Mais tout cela n'est qu'un rêve, solidaire.

Où es-tu, particule complémentaire ?

Mercredi 09 octobre 2013 15h52 UTC

Mathmosphère

Mes connexions gliales sont dans le rouge,

L'effet borderline me revient dans le bleu,

Couleurs lacrymales qui emplissent mes yeux,

Tensions cervicales, bloqué je ne bouge.

Première journée grise aux élans malheureux,

J'ai lavé mes chemises et pourtant il pleut

Des gouttes de boue, de l'eau salie s'enlise

Dans tous les interstices qui se glissent à son goût.

Des heures à ne penser qu'à fuir de cet enfer,

Des pensées par milliers, des idées, des transferts,

J'essaie de les ranger mais je ne peux rien y faire,

Elles sont souvent reliées par une singulière

mathmosphère.

Un rêve que je partage

Je sais que la prudence est une alliée

Je sais que la délicatesse est un fin trait

Je sais quand l'amour est vrai.

Je sais qui je suis, par où j'ai dû passer

Je sais ce que je veux et ce qu'est transcender

Je connais la vie et elle aussi me connait

Je connais aussi la mort et je sens quand je renais.

J'ai conquis mon âme et je me travaille au corps

Je vis pour être et le temps est une vaste contrée

Je vis, je pense et j'existe et tout m'intéresse avec le

verbe Aimer.

Je, premier pronom qui cherche sa seconde,

Une seconde que je veux spatialiser en éternité.

Tes yeux magnifiques.

Je me souviens souvent

De tous ces beaux moments

Ces jours de soleil

Sous les tropiques,

Tu étais là,

Un peu rebelle

Et toujours fantastique,

Je caressais ta peau

Je sentais ton souffle chaud

Et le goût de tes lèvres

Sur ma peau authentique,

J'aimais faire le grand saut

Dans tes yeux magnifiques.

Je me souviens toujours

De tous ces mots d'amour

La lune toujours pleine

Éclairait tes contours

Tu étais là,

Simplement belle,

Idéale idyllique,

Je t'embrassais les joues

Je caressais ton cou

La douceur de ton cœur

Me rendait romantique,

J'aimais faire le grand saut

Dans tes yeux magnifiques.

Je me souviens encore

Du parfum de ton corps

Ton âme et ses merveilles

Cet amour Olympique

Tu étais là,

Sublime citadelle,

Muraille pacifique,

Je t'écrivais des mots

Des poèmes sans repos

Tu inspirais ma vie

De ta présence unique

J'aimais faire le grand saut

Dans tes yeux magnifiques.

Te souviens-tu de moi

De mes élans vaillants

De mes efforts aimants

De cet Amour plus grand ?

J'étais pour toi

Un singulier artiste

Parfois rocker, parfois surréaliste,

Tu me susurrais de belles esquisses

J'étais ton gâteau

Tu étais ma surprise

Nous étions ensemble

Pour que l'amour existe,

Nous faisions de grands sauts

Dans nos yeux magnifiques.

« Cloué »

Cloué sur une chaise en bois

Je plante des vers en terre

Pour qu'il en naisse des rimes de toi.

Je me mêle,

Je me dissous,

A l'argile de tes remous.

Tu me modèles,

Je me pétris,

Je suis cuit.

Suis assez jolie ?

Tu sais, le contenant n'est rien sans son contenu.

« Tu me manques »

Quand

Quand dans ton esprit tu n'as plus d'espace

Range tout dans ton cœur

Tu verras,

Il est immense.

Et si malgré tout celui-ci s'épanche

Garde à l'esprit que ton Être

Est plus Grand.

A cappella

L'écriture est mon refuge

Mes pensées s'y couchent avec amour

Même si une souffrance y demeure

L'écriture est mon vermifuge.

Guérir suffisamment des maux qui sont miens

Pour partir pleinement, ailleurs j'y serai bien,

Comme un artiste devant sa toile

J'écris mes couleurs pour en faire mes voiles

Et attendre le souffle régénérateur

Cet inspir mystérieux et révélateur.

Mes poumons alimentent mon cœur

Mon esprit et ses doutes veulent gagner ces

douleurs,

Quelques deniers de bonheur suffiront pour

atteindre mes rêves,

A cela rien d'impossible car j'ai peu de besoins.

Un lieu naturel, un paysage tranquille

Une simple maison et un bout de jardin,

J'y cultiverai ma nourriture en compagnie

de mon chien

Et continuer mon aventure comme tout autre

humain.

D'accepter je m'efforce cette vie personnelle

Tracer ma route et poursuivre mon chemin

Et au bout de cet itinéraire, enfin,

Je renaitrai sans aucune peine ni aucun chagrin.

M'adapter au futur monde à la force de

mes mains

Exister pour moi-même, en pas certains,

De force et d'énergie il faut que je m'entoure

Et je gratifie le courage des êtres qui de l'espoir

m'insufflent.

J'aimerais à mon tour vous aider à résoudre

Les insondables épines, abysses et gouffres,

Elever le regard vers un ciel toujours bleu

Et que le soleil sans attendre, dans nos cœurs

s'engouffre.

Difficile décision que de partir vers Compostelle

Appuyé sur un bâton puisque l'on m'a coupé

les ailes,

Souhaitant que mon corps supporte ce voyage

Certainement le dernier pour

un sublime ouvrage

Autrefois commencé sans en connaitre la saison

Aujourd'hui la fin de l'été annonce la moisson.

D'une sereine éternité et non pas d'une question

Une réponse inaliénée,

Ma liberté est aussi ma passion.

Et puisque de ce « Tout » je ne suis qu'échantillon

Je voudrais me combiner à une cellule d'horizon

Où l'azur, aux sommets de volcans éteints,

Bercera mon regard et la paix pour toujours.

Je respire

Mon « Je » travaille en continu

Toujours avec efforts

A méditer mes poésies, mes métaphores

D'un secret lieu, d'une intime vie,

Pour ne pas que « je » oubli

Que je dois savoir m'aimer.

En langage d'ailleurs on dit :

$E=mc2$ (+A+ T) me semble-t-il,

Et je grandi encore de cette étoffe cardinale

Pour ne jamais m'arrêter d'apprécier me dire :

« La vie est magie et son énergie magistrale »

Tant à la fin plus j'inspire

Et mieux la lumière zénithale

Je respire.

(A= Amour, T= Temps)

Avant de

Avant de vous quitter, le patient de la chambre 115 aurait souhaité lui aussi que vous lui remplissiez une feuille d'appréciation générale, et spécifique 😊.

Merci de votre séjour dans mon univers 😉.

A bientôt...

Table des matières

La dépression, c'est quoi Papa ?

- Flux tendus

- Les tours d'hier

- Des artistes et leurs œuvres

- Férié ? Pour qui ?

- Les chiffres

- Où es-tu particule complémentaire ?

- Mathmosphère

- Un rêve que je partage

- Tes yeux magnifiques

- Cloué

- Quand

- A cappella

- Je respire

- Avant de

Autres titres

- Les carnets du poète « Donne-moi la main »

- Les carnets du poète illustrés

- Les carnets du poète « Bienvenue chez moi »

- Les carnets du poète « Que perçois-tu ? »

- Les carnets du poète « Champagne »

- Les carnets du poète « Cœur et Raison

- Apprendre de l'amour

- La dépression c'est quoi papa ?

Venez découvrir et écouter Jean-Pierre « GARAIC in Live »

Sur le site de L'Ecrivain du sud

Lecrivaindusud.com

Couverture, illustration : Léo Garcia

Textes, titres, mise en page, maquette

France

Collection *Mots pour maux*

Garaic Editions

Maître façonnier

83100 Toulon, France.

Imprimerie Lulu Press, Inc.

3101, Hillsborough Street

Raleigh, NC 27607

United States

Dépôt Légal BNF Septembre 2017

DLE-20170927-57436

IEAN : 9791090647459

ISBN : 979-10-90647-45-9